MESURES A PRENDRE

POUR DIMINUER LA MORTALITÉ

PARMI

LES FEMMES EN COUCHES

DISCOURS

Prononcé à la Société médicale des Hôpitaux

DANS LA SÉANCE DU 11 FÉVRIER 1870

Par T. GALLARD

Médecin de l'hôpital de la Pitié
Président de la Société médicale d'Émulation
Secrétaire général de la Société de médecine légale, etc.

PARIS

CHEZ J.-B. BAILLIÈRE ET FILS

LIBRAIRES DE L'ACADÉMIE IMPÉRIALE DE MÉDECINE
Rue Hautefeuille, 19

1870

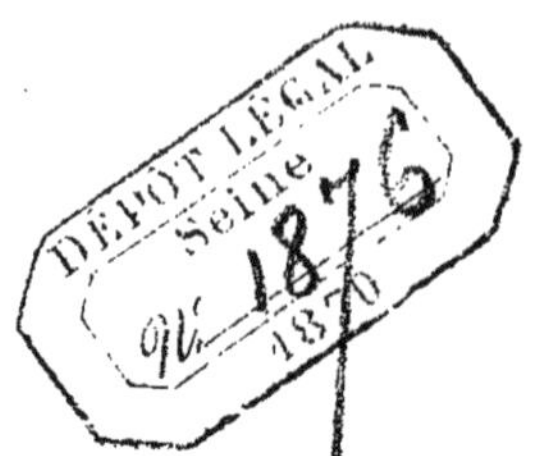

MESURES A PRENDRE

POUR DIMINUER LA MORTALITÉ

PARMI

LES FEMMES EN COUCHES

DISCOURS

Prononcé à la Société médicale des Hôpitaux

DANS LA SÉANCE DU 11 FÉVRIER 1870

Par T. GALLARD

Médecin de l'hôpital de la Pitié
Président de la Société médicale d'Émulation
Secrétaire général de la Société de médecine légale, etc.

Extrait de L'UNION MÉDICALE (Troisième série)

Année 1870

MESURES A PRENDRE

POUR DIMINUER LA MORTALITÉ

PARMI

LES FEMMES EN COUCHES

Messieurs,

La commission que vous aviez chargée d'étudier, non pas seulement la question *des Maternités*, mais, d'une façon plus générale, celle de l'*Assistance la plus convenable à donner aux femmes en couches,* a fait un rapport empreint d'une sagesse et d'une modération dont nous n'avons pas lieu d'être étonnés de la part des collègues qui avaient été investis de la confiance de la Société, et dont je vous demande pourtant la permission de les féliciter, au moins autant que de la promptitude avec laquelle ils ont accompli leur travail. Je suis surtout enchanté de voir que ce n'est plus seulement contre la Maternité de Paris que la Société dirige ses efforts, ainsi qu'elle avait paru vouloir le faire en 1865, mais bien plutôt, comme je le demandais alors, contre toutes les Maternités, quelles qu'elles soient, c'est-à-dire contre toutes les agglomérations de femmes en couches. Il est, en effet, admis sans aucune contestation aujourd'hui que, partout où elles existent, ces agglomérations sont ou peuvent devenir également désastreuses, qu'elles aient lieu dans l'établissement de la rue du Port-Royal ou dans celui de la place de l'Ecole-de-Médecine ; à l'Hôtel-Dieu, à l'hôpital Saint-Antoine ou ailleurs ; à Vienne, à Munich, à Londres ou dans toute autre ville, aussi bien qu'à Paris. Je puis donc me dispenser d'accumuler ici des chiffres que tout le monde connaît, en vue de faire la démonstration d'un fait qui n'est plus contredit par personne.

Tout en étant d'accord avec la commission sur plusieurs points des plus importants, et quoique je sois décidé à appuyer la plupart des conclusions qu'elle vous propose d'adopter, je crois cependant devoir combattre quelques-unes de ces conclusions et, même pour celles que j'approuve, motiver mon vote sur des raisons différentes de celles qui ont été exposées dans le rapport. Permettez-moi donc de développer les motifs sur lesquels je m'appuie ; je le ferai aussi brièvement que possible, et, afin d'apporter plus de clarté dans cet exposé, je suivrai l'ordre tracé par le Rapporteur lui-même.

Votre commission qui, « afin d'avoir une base solide et scientifique, autant que possible, pour la discussion ultérieure, a voulu, avant de s'occuper du côté pratique de la question, revenir sur quelques points de l'histoire de la fièvre puerpérale, et particulièrement sur son étiologie, » a, par cela même, convié chacun de nous à faire connaître son opinion sur la nature des accidents propres aux femmes en couches. Or, dès ce début, je me trouve autorisé à poser la question que je posais en 1857 : *Qu'est-ce que la fièvre puerpérale ?* Et il ne me paraît pas que l'on soit plus en mesure d'y répondre aujourd'hui qu'on l'était alors.

Je cherche vainement, dans les accidents qui surviennent chez les nouvelles accouchées, les caractères d'une entité morbide, d'une fièvre essentielle comparable, par ses allures, à la fièvre typhoïde ou aux fièvres éruptives, et je contesterai cette assimilation tant qu'on ne l'aura pas établie sur des preuves irréfragables. Or, au premier rang de ces preuves, je demanderais que l'on me montrât : d'une part, une maladie toujours identique à elle-même, ne subissant, dans ses manifestations ou dans sa marche, d'autres modifications que celles qui se rencontrent dans le cours des maladies fébriles ordinaires, et, d'autre part, je voudrais que cette maladie, parfaitement spéciale aux femmes en couches, ne se rencontrât que chez elles, et non chez d'autres individus. Au lieu de cela, que pouvons-nous observer? Une maladie dont les formes varient tellement, non-seulement à chaque épidémie, mais d'une malade à l'autre, que là elle est essentiellement constituée par une péritonite, ailleurs par une pleurésie purulente, d'autres fois par des abcès dans le foie ou dans le poumon, ou par des gangrènes diffuses ; puis une maladie que l'un de nos plus spirituels collègues, M. Lorain, vous a montrée exister, non-seulement chez la femme en couches, mais aussi chez le fœtus et chez l'enfant nouveau-né. Cette assimilation, je suis loin de la contester, je la trouve parfaitement exacte ; je vais même plus loin, et, comme l'a proclamé Trousseau devant l'Académie de médecine, je suis parfaitement convaincu que les blessés ou les amputés qui meurent dans les salles de chirurgie, en même temps que les femmes en couches, dans les services spéciaux du même hôpital, succombent à la même affection ; seulement, je me garde bien de dire que les blessés ou les amputés ont contracté la fièvre puerpérale, et je trouve plus logique de penser que, au contraire, ce sont les femmes en couches qui ont contracté l'infection purulente, de la même façon, au même titre et sous la même influence que les malades du service de chirurgie.

On ne veut pas accepter cette assimilation, et on préfère inventer pour les femmes en couches un typhus spécial, en se fondant sur ce fait, si souvent observé, qu'il suffit de l'encombrement pour faire naître, en quelque sorte à volonté, les accidents puerpéraux dans une salle déterminée, et en le rapprochant de cette observation de Dupuytren, qui voyait le typhus paraître ou disparaître, suivant que l'on élevait ou que l'on diminuait le nombre des lits. Mais la commission, qui nous cite cet exemple, nous fournit en même temps un argument péremptoire contre cette idée de typhus chez les nouvelles accouchées, quand elle nous dit que ce qu'elle appelle la fièvre puerpérale peut « naître spontanément dans les conditions hygiéniques les meilleures, dans les châteaux comme dans les chaumières. » Elle a raison de nous le dire, car l'observation journalière met ce fait hors de doute ; mais, si cette assertion est vraie, que devient le prétendu typhus? Est-ce que le typhus naît spontanément « dans les conditions hygiéniques les meilleures? » Est-ce qu'on le voit se développer « dans les châteaux comme dans les chaumières, » lorsqu'il n'y a ni encombrement, ni disette, ni privations? Non, Messieurs, le typhus ne se comporte pas ainsi ; mais, ce qui se comporte ainsi, c'est l'infection purulente. Elle naît, non pas spontanément, mais toutes les fois qu'il y a une plaie ou une solution de continuité quelconque, et elle n'épargne pas les individus qui vivent dans les conditions hygiéniques les meilleures, qu'ils habitent des châteaux ou des chaumières ; seulement, elle sévit avec plus de rigueur sur ceux qui sont entassés, encombrés dans un espace relativement restreint ou qui subissent des privations de diverses natures, absolument comme votre fièvre puerpérale. Et, lorsque vous aurez trouvé un signe, un seul, entendez-vous bien? qu'il appartienne à l'étiologie, à la symptomatologie ou à l'anatomie pathologique, qui vous permette de les séparer, j'admettrai qu'il y a là deux maladies différentes ; mais c'est ce que, dans l'état actuel de nos connaissances, il ne me paraît pas possible d'établir.

Je sais bien que l'on a cité des observations de cette prétendue fièvre puerpérale, dans lesquelles les recherches nécroscopiques les plus minutieuses n'auraient permis de constater à l'autopsie aucune lésion anatomique capable d'expliquer la mort. Mais je sais aussi ce qu'il faut penser de ces autopsies; M. Tarnier, qui s'y connaît, n'a jamais pu constater lui-même cette absence de lésion, et, pour en produire des exemples, il a dû se borner à rapporter dans sa thèse des faits qui lui ont été communiqués par d'autres observateurs. L'un de ces observateurs était notre camarade d'internat, M. Moysant; je le priai de me faire assister à une de ces autopsies extraordinaires, et il s'y prêta de fort bonne grâce ; car, suivant lui, elles étaient communes dans le service auquel il était attaché. Un jour donc, je fus prévenu par lui, et devant moi il examina tous les organes d'une femme morte de suites de couches en me faisant remarquer notamment que l'utérus, incisé en différents sens, ne contenait pas une seule goutte de pus. Cette constatation une fois faite, et après avoir bien établi que cette autopsie était en tous points semblable à celles dont il avait donné la relation à M. Tarnier, je repris les organes génitaux, qui avaient été jugés sains, et, en quelques coups de scalpel, je découvris, à la base des ligaments larges, au niveau de la réunion du col avec le corps de l'utérus, deux veines remplies de pus.

La même démonstration a été faite, il y a peu de temps, par un de mes élèves, dans le service de M. Virchow, en présence, non pas du maître, mais d'un de ses chefs de clinique les plus autorisés, et il a été démontré, par l'ouverture d'une veine remplie de pus, qu'une prétendue fièvre puerpérale n'était autre chose qu'une infection purulente, due à une phlébite utérine.

Je comprendrais plutôt que, se ralliant à une hypothèse autrefois émise par M. Voillemier, on vînt dire qu'il y a une maladie spéciale, caractérisée par sa tendance à la suppuration, qui pour cela mérite le nom de *fièvre purulente;* parce que, tout en formulant cette idée doctrinale, qui peut être combattue, on énoncerait en même temps ce fait irréfutable que la maladie affecte aussi bien les blessés que les femmes en couches, ce qui est, selon moi, le nœud de la question. — Une nouvelle accouchée est un blessé dont la plaie, située à l'intérieur de la cavité utérine, est la conséquence des déchirures produites par l'arrachement du placenta. Cette plaie est soumise aux mêmes accidents, aux mêmes complications que toutes les autres plaies. Comme elles, elle peut être le point de départ d'une inflammation érysipélateuse ou phlegmoneuse, qui s'étendra dans le voisinage et qui déterminera soit la péritonite, soit la métrite, soit les abcès des ligaments larges, des ovaires et des trompes, qui forment le cortége habituel des accidents puerpéraux. Comme les autres aussi, la plaie utérine pourra être le point de départ de l'infection purulente ou même de l'infection putride, ainsi que l'a si bien démontré M. Dumontpallier, et avec cette circonstance doublement aggravante que les liquides purulents ou putrides, ne s'écoulant pas aussi facilement que quand il s'agit d'une plaie extérieure, resteront en contact avec les orifices de veines maintenus béants par la structure spéciale des sinus utérins. — Enfin, la tendance à la suppuration et à la résorption des produits morbides, introduits dans les veines ou sécrétés à la surface interne de ces vaisseaux, se trouve certainement favorisée par cet état de chlorose auquel toutes les femmes sont sujettes pendant les derniers temps de la grossesse, état de chlorose et d'anémie aggravé, chez les nouvelles accouchées, par les déperditions sanguines produites pendant l'acte même de la parturition.

Mais ce n'est pas tout : il est un autre accident des plaies, accident terrible, redoutable, qui faisait le désespoir des anciens chirurgiens et que, grâce aux progrès incessants de l'hygiène hospitalière, nous n'avons pour ainsi dire plus l'occasion d'observer de nos jours : c'est la pourriture d'hôpital. Elle ne s'est montrée à moi qu'à une époque où j'étais encore bien peu compétent pour l'étudier, sur quelques-uns des blessés qui encombraient les hôpitaux, à la suite des désastreuses journées de juin 1848. Je me garderai donc bien d'en parler d'après ces seuls souvenirs ; mais, si lointains et si imparfaits qu'ils soient, si je les rapproche des descriptions données par les auteurs qui ont vu la maladie, notamment de l'article si remarquable du *Compendium de chirurgie*, ils me permettent de reconnaître cette affection dans un état tout particulier de la plaie utérine, état que chacun de nous, Messieurs, a eu occasion d'observer à la surface interne de la matrice de femmes mortes en temps d'épidémie d'accidents puerpéraux, état que quelques auteurs ont parfaitement décrit sous les noms de *putrescence*, de *gangrène* de l'utérus. — Cet état n'est autre chose que la pourriture d'hôpital, se produisant sous l'influence de l'encombrement et envahissant la plaie utérine, comme elle le ferait de toute autre plaie située en un point quelconque du corps.

La pourriture d'hôpital est essentiellement contagieuse, tout le monde le sait, et c'est par sa présence seule que peuvent s'expliquer les cas très-rares de contagion des accidents puerpéraux ; — contagion bien réelle dans ces circonstances, mais dont on s'est épouvanté outre mesure, parce qu'on ne savait pas comment elle se produisait ; — contagion exceptionnelle, car, même chez les femmes en couches, la pourriture d'hôpital est un fait exceptionnel aujourd'hui, et sur lequel on s'est cependant basé pour asseoir la doctrine de l'essentialité de la fièvre puerpérale. Mais une fois le fait expliqué, comme je viens de le faire, tout s'éclaircit : on reconnaît sans peine que la femme en couches est un blessé comparable à tous les autres blessés, passible des accidents et des dangers auxquels sont exposés indistinctement tous les blessés, notamment les inflammations diverses, les infections purulente et putride avec toutes leurs conséquences, enfin la pourriture d'hôpital, et ne demandant, pour être préservée de ces accidents, d'autres soins ou d'autres précautions d'hygiène que ceux applicables à tous les blessés.

Or, nous savons que rien n'est plus pernicieux que l'encombrement, non-seulement pour les blessés, mais même pour les gens sains ; que chez ces derniers il engendre le typhus, tandis que chez les autres il favorise le développement de toutes les maladies dont je viens de dérouler la liste.—Le pus engendre le pus, et c'est là un phénomène non pas de contagion, mais bien d'infection, sur lequel on se fonde pour demander l'isolement ou la dissémination des individus qui sont affectés de grandes plaies suppurantes ; c'est pour cela que les opérés et les blessés guérissent mieux à la campagne qu'à la ville ; c'est pour cela que nos chirurgiens agissent prudemment et augmentent leurs chances de succès quand, au lieu de pratiquer certaines opérations dans la salle d'hôpital, ils vont les faire dans les locaux que l'Administration a eu l'heureuse idée de mettre à leur disposition, aux alentours de Paris. Il en est de même des femmes en couches, qui, pour moi, ne sont pas, comme pour mon collègue M. Hervieux, des individus sains, mais bien des blessés ayant une plaie en suppuration.

Des faits que je viens d'avoir l'honneur d'exposer devant vous, Messieurs, il résulte que la condition fâcheuse entre toutes pour les femmes en couches, tout comme pour les blessés, c'est leur agglomération dans un même espace. Aussi, pour rentrer dans le vif de la question par son côté pratique, je dirai, avec la commission, que le moyen le plus efficace pour conjurer les accidents puerpéraux serait de donner à chaque accouchée « une chambre suffisamment grande, convenablement chauffée et ventilée, située loin d'un centre quelconque d'infection ; de plus, une personne à la disposition de l'accouchée pour la servir et pour donner des soins à son enfant. » On a espéré pouvoir réaliser ce programme en donnant toute l'extension possible à l'assistance à domicile, et en fournissant des secours de toute nature aux femmes qui accouchent chez elles ; mais on n'a pas tardé à s'apercevoir que, si excellente soit-elle, cette mesure ne pouvait pas être aussi féconde en heureux résultats qu'on l'avait espéré tout d'abord. La raison en est qu'un grand nombre de femmes, n'ayant pas de domicile où elles puissent accoucher, se trouvent dans la nécessité impérieuse, absolue, de venir réclamer un asile dans les hôpitaux, quelque funeste que puisse être pour elles leur séjour dans ces établissements.

La commission vous a montré que ces malheureuses sont au nombre d'environ 8,000 par année. Acceptons ce chiffre, et voyons ce qu'on peut faire pour ces 8,000 femmes qui fournissent certainement l'appoint le plus considérable sur les tables mortuaires de nos services obstétricaux. D'abord, est-il possible de ramener parmi elles la mortalité à la proportion si favorable que nous constatons parmi les accouchées à domicile, même celles qui reçoivent les secours des Bureaux de bienfaisance ? Si cela est possible, c'est le résultat vers la réalisation duquel tous nos efforts devront tendre, et nous ne serons autorisés à nous arrêter que lorsque nous l'aurons obtenu ; si, au contraire, nous sommes prévenus d'avance que cela n'est absolument pas possible, nous ne nous laisserons pas décourager si nous n'atteignons pas complétement le but désiré, car il nous suffira de nous en rapprocher pour acquérir la conviction que nous sommes engagés dans la bonne voie et prendre la résolution de ne la pas quitter.

L'hygiène, qui vit de détails dans ses applications quotidiennes, sait aussi s'inspirer des grands principes de la science, et elle emprunte à la statistique les données qui lui permettent de reconnaître dans quel sens elle doit diriger ses efforts, et jusqu'à quel point ils peuvent être fructueux. C'est ainsi qu'elle a pu établir d'une façon comparative le degré de résistance à la maladie et à la mort que présentent certains groupes d'individus, placés dans des conditions spéciales, et démontrer combien varie le coefficient de mortalité suivant la composition de chacun de ces groupes. Un des faits les plus frappants qu'elle ait eus à enregistrer dans cet ordre d'idées, et que, suivant moi, elle explique parfaitement, c'est la différence de mortalité, si souvent constatée depuis les temps les plus reculés, et bien des fois confirmée par les médecins militaires de tous les pays, entre les blessés relevés sur un même champ de bataille, suivant que ces blessés appartiennent à l'armée victorieuse ou à l'armée vaincue. Il y a, dans ce seul fait de la victoire d'un côté, de la défaite de l'autre, des conditions desquelles il résulte que la même plaie qui se cicatrisera promptement chez un individu se compliquera d'accidents graves chez l'autre. Ce ne sont pas seulement les fatigues, les privations plus grandes chez le vaincu qui déterminent un résultat si différent, quoiqu'elles puissent y influer pour une certaine part; c'est aussi, et par-dessus tout, l'impression morale qui vient jouer le rôle de cause, profondément débilitante ou déprimante chez l'un, souverainement fortifiante ou réparatrice chez l'autre. Pourquoi n'en serait-il pas de même chez les nouvelles accouchées? Pensez-vous que les privations, les fatigues, les peines morales ne puissent pas exercer une influence considérable sur la manière dont elles se rétablissent après leur délivrance? Et n'est-ce pas le cas de rappeler cette assimilation que j'ai établie précédemment entre les femmes en couches et les blessés? Je trouve, en effet, entre cette jeune mère, vivant honorablement au milieu de sa famille, entourée de tous les siens, certaine que l'enfant auquel elle va donner le jour est impatiemment attendu par tous ceux qui la chérissent, et que chacun d'eux se dispose à reporter sur lui une bonne part de son affection, entre cette femme, dis-je, si peu fortunée soit-elle, et l'une quelconque de vos 8,000 abandonnées, sans asile, dont la grossesse est une honte, dont l'enfant n'aura pas de père, dont la misère d'aujourd'hui sera doublée demain de la misère de celui qui va naître, entre ces deux femmes il y a la même différence qu'entre les deux soldats dont je parlais tout·à l'heure; avec cette complication que la fille séduite et abandonnée a, pendant les derniers temps de sa grossesse, subi plus de privations que le soldat de l'armée la plus maltraitée. Ces deux femmes, au jour de l'enfantement, vont recevoir la même blessure; il n'est donc pas étonnant qu'elles ne la supportent pas de la même manière; que l'une guérisse quand l'autre va succomber. Il reste seulement à savoir dans quelle proportion la mortalité doit fatalement peser plus sur l'une que sur l'autre, et jusqu'à quel point il est possible de venir en aide à toutes les deux, si besoin est, mais surtout à celle qui est le plus menacée.

M. Tarnier nous a dit, avec une émotion que nous avons tous partagée, que, si l'on compare la mortalité des femmes secourues dans les hôpitaux à celle des femmes qui accouchent chez elles, on trouve que, dans les hôpitaux, il y a 545 décès de plus qu'il ne devrait y en avoir, si la proportion des décès y était la même qu'à domicile. Ce serait, d'après ce que je viens de dire, une illusion de penser que cette mortalité puisse être réduite à ce qu'il serait permis d'appeler son chiffre normal; mais on ne saurait se dissimuler qu'elle doit et qu'elle peut être singulièrement diminuée. Elle peut être diminuée, parce que ce chiffre se compose de deux éléments distincts : d'abord de l'excédant de mortalité des filles-mères sur les femmes placées dans des conditions plus régulières ; puis de l'excédant dû à l'influence nosocomiale. Or, de ces deux éléments, le second peut et doit disparaître, tandis que le premier est, en quelque sorte, invariable et fatal ; mais c'est seulement quand l'influence nosocomiale aura cessé d'exercer son action qu'il nous sera permis de connaître d'une façon exacte, mathématique, la part de léthalité résultant de l'abandon dans lequel se trouvent les femmes au moment de leur accouchement. Je disais tout à l'heure que les influences morales exercent une action très-marquée sur le résultat final des suites de couches. Je dois ajouter qu'elles n'agissent pas seulement comme causes prédisposantes, et je puis dire, pour l'avoir trop souvent observé, qu'elles déterminent fréquemment l'invasion immédiate des accidents puerpéraux les plus graves. Combien de fois n'ai-je pas vu une femme, bien portante la veille, être prise de frisson, puis succomber à la suite d'une scène malencontreuse faite par des parents lui reprochant sa faute, ou à l'annonce de l'abandon définitif de celui sur lequel elle avait, jusqu'au dernier moment, fondé quelque espoir ! La peur elle-même agit d'une façon aussi fâcheuse, et je ne sache rien de plus funeste, pour une femme en couches, que la crainte excessive des accidents auxquels elle peut être exposée, crainte dont elle se défendra d'autant moins qu'elle verra d'autres femmes succomber auprès d'elle aux mêmes accidents. C'est là, croyez-le bien, la cause la plus réelle qui vienne s'ajouter à l'encombrement pour expliquer la mortalité dans les maternités, et son action est d'autant plus pernicieuse qu'elle se continue, alors même que l'encombrement a cessé. On a confondu son action avec celle de la contagion, et il importe de l'en bien distinguer ; car, si elles commandent l'une et l'autre l'isolement et la dissémination des nouvelles accouchées, elles ne justifient ni les mêmes précautions ni les mêmes soins.

Étant donnée l'hypothèse de la contagion, il faut, de toute nécessité, recourir au système préventif de l'isolement pour que, à aucune époque, la femme malade ne se trouve en communication, soit directe, soit indirecte, avec les accouchées saines qu'elle pourrait contaminer, et, dès qu'il y a eu une malade dans une salle, il ne reste plus d'autre chose à faire que d'évacuer cette salle, pour l'assainir. Dans l'autre hypothèse, il suffit de soustraire les accouchées, encore bien portantes, aux préoccupations que fera naître dans leur esprit la vue d'une de leurs compagnes succombant à des accidents qui peuvent également les atteindre, et on obtiendra ce résultat en se bornant à faire passer les malades dans une autre salle. C'est ce que j'ai fait pendant deux ans, avec un égal succès, à l'hôpital Lariboisière et à la Pitié, où, sur un total d'environ 1,500 accouchements (plus de 1,000 dans le premier, près de 500 dans le second), j'ai pu voir la mortalité ne pas atteindre la proportion de 2 p. 100, et cela quoique nous ayons eu à différentes reprises, soigneusement indiquées dans les rapports de M. Ernest Besnier, des poussées d'accidents puerpéraux dont il n'aurait pas été possible d'arrêter ainsi la propagation s'ils avaient été de nature contagieuse. Ceci a son importance, Messieurs ; car, si je suis conduit à disséminer les femmes en couches, je ne vois pas la nécessité de les séquestrer dans des sortes de prisons cellulaires, ni surtout de mettre en quarantaine le personnel médical qui leur donne des soins. Prenons des précautions contre la contagion, alors même qu'elle est seulement douteuse, je le veux bien ; mais, comme, en ce qui concerne les femmes en couches, la seule affection contagieuse qui puisse se développer chez elles, c'est la pourriture d'hôpital sur la plaie utérine, réservons ces précautions pour les cas extrêmement rares où cette pourriture d'hôpital pourra être constatée ou même seulement soupçonnée.

La mortalité des femmes en couches peut-elle, dans la catégorie de celles qui sont sans domicile à la fin de leur grossesse, descendre au-dessous du chiffre de 1 p. 100, chiffre aux environs duquel elle a oscillé pour certains services hospitaliers ? Je ne le crois guère ; mais, en tout cas, si l'on veut poursuivre un tel résultat, il n'y a qu'un moyen pratique à employer, c'est d'opérer un changement radical dans le mode d'assistance à donner aux femmes en couches, et d'arriver à faire que toutes puissent se trouver dans des conditions aussi favorables que celles qui accouchent à leur domicile. L'Administration est maintenant en possession d'un moyen qui lui permet de réaliser aussi complétement que possible ces conditions, c'est l'accouchement au domicile des sages-femmes. Ce système, qu'elle a inauguré depuis peu de temps, a déjà donné d'assez beaux résultats pour que nous soyons, dès à présent, certains qu'aucun mode d'assistance ne peut lui être préféré, et, pour mon compte, je n'hésite pas à le considérer comme le progrès le plus sérieux que, dans sa recherche incessante du mieux, elle soit parvenue à réaliser.

L'organisation de ce service des accouchements au domicile des sages-femmes serait parfaite et mériterait votre approbation tout entière si elle n'avait le tort, grave à nos yeux, de prétendre se passer du concours des médecins et des chirurgiens des hôpitaux. Je ne comprends pas, je vous l'avoue, cette exclusion de l'élément le plus important de l'Assistance publique, et il me semble étrange qu'un service *purement médical*, comme celui des accouchements, soit annexé à un hôpital, fonctionne dans le rayon de cet hôpital au moyen du même personnel administratif, sans que, ni les médecins, ni les chirurgiens de l'hôpital interviennent en quoi que ce soit. Une telle mesure ne se justifie à aucun point de vue, et il me semble que, dans l'intérêt même des personnes auxquelles elle vient en aide, l'Administration, tout en les préservant contre l'influence fâcheuse de l'agglomération dans ses hôpitaux, devrait cependant éviter de les priver des soins, sur lesquels elles ont le droit de compter, de médecins nommés au concours. Une crainte trop exagérée de la contagion, que plusieurs d'entre nous ont malheureusement eu le tort d'accréditer, a fait jeter sur nous cet interdit, contre lequel je ne saurais trop protester, parce que la crainte sur laquelle il se base n'est nullement justifiée. Je vous ai dit ce qu'il faut penser de la contagion des accidents puerpéraux, et vous avez vu dans quelles rares circonstances elle peut se produire ; mais, dans l'espèce, la crainte qu'elle inspire est complétement illusoire, car il serait très-facile de confier la haute direction des accouchements pratiqués chez les sages-femmes à un chef de service qui n'aurait aucune accouchée dans ses salles d'hôpital. Puis, croyez-vous que, si le médecin emporte la contagion dans le pan de son habit, le directeur de l'hôpital, qui n'approche pas les malades d'aussi près que nous, cela est vrai, mais qui ne change pas comme nous de vêtements au sortir des salles, dans lesquelles il circule toute la journée, ne pourra pas emporter cette contagion plus facilement encore ? Et cependant, on trouve bon de faire visiter par le directeur les accouchées placées chez les sages-femmes, quand on ne veut pas qu'elles soient vues par un de nous. Il y a là une anomalie qui peut jeter dès son origine un certain discrédit sur la mesure excellente, en principe, que l'on est en train d'inaugurer, et cette anomalie, il nous suffit de la signaler à l'Administration supérieure, dont nous connaissons les bonnes intentions, pour qu'elle s'empresse de la faire disparaître. Il y aurait, en effet, tout avantage à ce que les sages-femmes relevant d'un hôpital fussent placées sous les ordres d'un des chefs de service de cet hôpital, et vinssent lui rendre compte chaque jour de l'état de leurs accouchées ; de telle sorte que ce médecin pût prendre et prît effectivement, toutes les fois que besoin serait, la direction du traitement de ces accouchées, soit en les soignant au domicile de la sage-femme, soit en les faisant entrer à l'hôpital, si le cas devenait assez grave pour nécessiter cette translation.

Il y a quelque temps, j'entendais préconiser dans une autre Société un système qui peut avoir du bon, mais qui, dans la pratique, ne vaut pas celui auquel on s'est arrêté, c'était d'établir, dans chaque maison de secours des bureaux de bienfaisance, un ou deux lits pour recevoir des femmes en couches, et, faute de mieux, je m'associais à cette proposition, car je n'avais pas songé alors au placement chez les sages-femmes. Mais, aujourd'hui que nous connaissons ce système, que nous en avons vu les heureux résultats, et que nous comprenons le mécanisme de sa réalisation pratique, je dois avouer que je le trouve à tous égards infiniment supérieur au précédent. Une seule chose m'étonne, c'est qu'on ne l'ait pas employé plus tôt sur une grande échelle, et j'ai le droit d'être surpris, non pas de ce que l'idée n'en soit pas venue plus tôt, — ce qui ne serait pas sérieux, — mais de ce que l'idée étant connue, ayant été développée, ayant reçu l'approbation d'un comité composé d'hommes compétents, et ayant, en outre, été recommandée par l'autorité supérieure, elle n'ait pas reçu plus tôt toute l'extension désirable.

La commission nous a bien dit que, dans un rapport fait en 1866, M. Devergie a recommandé le placement des femmes en couches chez les sages-femmes ; mais il n'est pas inutile d'ajouter que ce rapport a été fait au nom d'une commission composée de MM. Rayer, Bouchardat, Bouillaud, Bucquet, Devergie, Husson, de Lurieu,

Payen et de Wateville. C'est à un de nos honorables confrères de Paris, M. le docteur Boulu, bien connu de la plupart d'entre vous, que revient l'honneur de l'initiative de cette proposition, à laquelle la commission, et après elle le *Comité consultatif d'hygiène et du service médical des hôpitaux*, institué près du ministère de l'intérieur, ont donné leur approbation en formulant les conclusions suivantes :

« 1o Placer, à titre d'essai, mais sur une échelle suffisante, un certain nombre de femmes mariées nécessiteuses, ou de filles-mères qui réclament leur entrée dans les maternités ou hôpitaux, chez des sages-femmes de la ville, choisies et surveillées par les soins des autorités compétentes, telles que les Administrations d'assistance publique, les Bureaux de bienfaisance, etc., avec le concours des Sociétés de charité maternelle et autres, distribuant des secours à domicile aux femmes en couches.

« Les femmes accouchées devraient, en moyenne, séjourner neuf jours chez les sages-femmes ainsi désignées, et recevoir, au besoin, des secours à domicile, lorsqu'un repos plus long serait nécessaire à leur rétablissement.

« 2o Supprimer les services d'accouchements dans les hôpitaux où il n'existe pas d'enseignement; instituer dans ces hôpitaux une salle de travail; répartir, peu après l'accouchement, les femmes accouchées dans les services généraux de médecine. »

Ce n'est, du reste, pas seulement au point de vue purement spéculatif ou platonique que le comité avait fait ces recommandations, car, dans le numéro du *Bulletin officiel du ministère de l'intérieur* (29e année, 1866, no 6), qui contient son rapport, je trouve une circulaire ministérielle prescrivant la prompte exécution des mesures indiquées, ainsi que vous allez en juger par les passages que je vous demande la permission de vous lire :

« Paris, le 30 juin 1866.

« Monsieur le Préfet. . . . . .

« . . . . Frappé de la différence énorme que révèle le tableau comparatif de la mortalité des femmes accouchées à domicile et dans les hôpitaux, il (le comité) s'est demandé quels seraient les moyens pratiques d'éviter les dangers qu'offrent les agglomérations pour la santé des femmes en couches et de leur assurer le bénéfice de l'isolement, lorsque leur indigence empêche de les soigner à domicile. Il lui a semblé qu'il convenait de remplacer, autant que possible, le traitement dans les maternités par le placement des malades chez les sages-femmes, et de ne laisser subsister dans les hôpitaux qu'une salle de travail, en ayant soin de répartir les femmes accouchées dans les services des médecins, au lieu de les confiner dans des salles spéciales. Le comité a conclu en demandant l'application de ces mesures à titre d'essai.

« J'ai pensé, Monsieur le préfet, qu'il y avait un double profit pour la science et pour les malades elles-mêmes à autoriser cet essai, et que nulle part il ne pourrait avoir lieu dans des conditions plus favorables et plus utiles qu'à Paris. Le nombre et l'expérience des sages-femmes, la multiplicité des œuvres de charité, facilitent, à Paris, le traitement des femmes en couches ailleurs que dans les maternités, et l'organisation spéciale de l'Administration de l'Assistance publique, qui réunit à la fois les services des hôpitaux et des secours à domicile, permet de tenter sur une large échelle l'épreuve du système recommandé par le Comité consultatif. J'en suivrai les résultats avec un vif intérêt, et je vous prie de signaler de nouveau à l'attention des commissions administratives toute l'importance de la question qui s'y rattache. Il s'agit, en effet, d'aviser aux moyens de restreindre une mortalité excessive qui, selon le Comité, pourrait être notablement diminuée par un meilleur mode d'assistance.

> « Le ministre de l'intérieur,
>
> « *Signé* : La Valette. »

N'ai-je donc pas raison, Messieurs, de m'étonner que ce système n'ait été jusqu'à présent que « très-peu mis en usage, » et qu'on ait attendu jusqu'à ces derniers mois pour « l'organiser sur une vaste échelle et avec un soin tout particulier ? »

La commission, qui reconnaît en effet, comme moi, — comme nous tous, — que ce mode d'assistance est incontestablement le meilleur et qu'il doit être préféré à tous les autres, se trouve arrêtée dans son application, parce qu'elle suppose que 2,000 accouchements seulement peuvent ainsi se faire chez les sages-femmes, et elle se demande, avec une certaine anxiété, ce que deviendront les six mille femmes que l'on ne pourra pas faire bénéficier de ce mode d'assistance. Je ne saurais partager ses inquiétudes, et je crois que l'on peut, sans trop grand'peine, arriver à faire pratiquer plus de six mille accouchements chez les sages-femmes, dans les conditions les plus favorables. — Vous avez, en effet, actuellement à Paris plus de 700 sages-femmes, dont les noms figurent sur l'*Annuaire*.— Supposez que, sur ces 700 sages-femmes, le tiers seulement vous offre des garanties suffisantes de savoir, de moralité et de salubrité de logement pour que l'on puisse leur confier des femmes en couches secourues par l'Administration de l'Assistance publique, et vous aurez à votre disposition plus de 200 sages-femmes. Or, il suffirait de 200 sages-femmes pouvant recevoir chacune 50 femmes en couches dans une année pour que nous arrivassions à un total de 10,000 accouchements, chiffre, comme vous le voyez, de beaucoup supérieur à celui que vous vous proposez d'atteindre. Pour faire 50 accouchements dans une année, en mettant pour chacun une moyenne de 9 à 10 jours, chaque sage-femme n'aura besoin de mettre à votre disposition que deux chambres, lesquelles ne seront presque jamais simultanément occupées, et vous aurez encore la facilité de laisser chômer, pendant deux ou trois mois de suite, les chambres dans lesquelles des accouchées auront succombé.

Si l'on objectait que l'on ne trouvera pas dans Paris deux cents sages-femmes offrant toutes les garanties voulues, je répondrais d'abord que, comme savoir et moralité, on est sûr d'arriver au moins à ce chiffre, puisque, pour leurs accouchements à domicile, les bureaux de bienfaisance emploient déjà 113 sages-femmes, qui, à ce double point de vue, ne doivent rien laisser à désirer, sans quoi l'administration ne les aurait pas investies de sa confiance. — Admettons, ce qui n'est pas possible, qu'il ne s'en trouve pas 87 autres méritant au même degré cette confiance ; les 113 dont on peut disposer suffiraient presque pour les besoins auxquels nous avons à pourvoir, puisqu'il pourrait se faire chez elles près de 7,000 accouchements, si on élevait de 50 à 60 par année la moyenne des accouchements faits chez la même sage-femme.—Il ne resterait plus à s'inquiéter que de la salubrité du logement de chacune de ces sages-femmes, et vous comprenez de reste qu'en leur assurant la clientèle de ses pensionnaires, l'Administration obtiendrait sans peine la plupart des améliorations qu'elle jugerait utiles au point de vue de l'hygiène. — Vous pourrez donc placer près de dix mille femmes en couches ou tout au moins sept mille chez les sages-femmes. — De ces deux chiffres le premier est évidemment supérieur à tous les besoins auxquels vous aurez jamais à satisfaire, et je crois même pouvoir assurer que le second les dépasse également.

Nous avons bien évalué à 8,000 le nombre des femmes dénuées de toutes ressources et qui n'ont pas d'asile vers la fin de leur grossesse, et je ne veux pas revenir sur ce chiffre, que j'ai accepté ; mais je ne pense pas que de ces 8,000 femmes plus de 7,000 puissent être placées chez les sages-femmes. Il en restera 1,000 au moins, peut-être même davantage, qui, malgré tout, devront être accouchées ailleurs et pour lesquelles il faudra réserver une place dans les hôpitaux. — D'abord, quelques-unes seront déjà entrées dans ces établissements pour une maladie quelconque lorsque, le terme de leur grossesse arrivant, il leur faudra bien accoucher là où elles se trouvent ; le fait se passe tous les jours. D'autres attendront jusqu'au dernier moment pour venir implorer les secours de l'assistance, et lorsqu'elles viendront frapper à la porte d'un hôpital il pourra se faire que, n'ayant pas le temps de les diriger chez la sage-femme qui devrait les recevoir, on se trouve forcé de les laisser accoucher dans l'hôpital. — Enfin, si l'accouchement normal, régulier ne se peut faire nulle part ailleurs dans des conditions plus favorables qu'au domicile de la sage-femme, il n'en est pas de même des accouchements difficiles, laborieux, de ceux qui doivent nécessiter l'intervention active de l'homme de l'art. Pour ces derniers, l'installation hospitalière offre d'immenses avantages, et ces avantages ne seraient plus compensés par aucun inconvénient du moment que l'hôpital ne contiendrait pas d'autres femmes en couches que celles qui y seraient admises pour un cas de dystocie.

Ce n'est pas trop d'évaluer à 1,000, pour l'ensemble des hôpitaux de Paris, le chiffre des accouchements qui, par suite de l'une ou l'autre des trois circonstances précédemment énumérées, devront se faire dans ces établissements. Toutefois, si peu nombreuses qu'elles soient dans chaque hôpital, j'insiste pour que les accouchées ne soient pas réunies dans la même salle, et je demande leur dissémination dans les services ordinaires de médecine avec bien plus d'insistance encore que je le faisais, il y a deux ans, lorsque j'avais l'honneur de proposer cette mesure à M. Husson en présence de mes collègues MM. Bourdon, Empis et Lorain, car je ne savais pas alors que je pouvais m'appuyer, comme je le fais aujourd'hui, sur l'autorité du Comité consultatif d'hygiène et du service médical des hôpitaux, corroborée par celle du ministre de l'intérieur. Les principales objections soulevées contre cette manière de faire, et qui se fondent sur les dérangements occasionnés aux autres malades par la présence des enfants dans les salles communes, n'auront plus de raison d'être, si l'on a soin d'attribuer spécialement aux femmes en couches les petites salles à un et deux lits, qui existent dans un grand nombre d'hôpitaux et qui pourront suffire pour les nouvelles accouchées, lorsque le système du placement chez les sages-femmes aura pris toute l'extension désirable.

Messieurs, si nous faisons accoucher chez elles toutes les femmes indigentes qui ont un domicile et peuvent être secourues à ce domicile ; si, des 8,000 qui nous restent sans asile, nous en plaçons 7,000 chez les sages-femmes, et nous en disséminons un millier dans les services ordinaires de nos hôpitaux, il nous restera bien peu de chose pour les maternités proprement dites, et nous n'aurons plus à demander que leur fermeture ou leur appropriation à d'autres usages. C'est, en effet, ce que vous désirez qui soit fait des maternités actuelles ; mais, après avoir supprimé celles qui existent aujourd'hui, je me demande s'il est bien nécessaire d'en construire de nouvelles, fût-ce d'après le plan si séduisant dont M. Tarnier vous a longuement exposé tous les détails.

Si la maternité de M. Tarnier était construite et qu'il me fallût absolument en choisir une, il est probable que c'est à celle-là que je donnerais la préférence ; mais, à vrai dire, j'aime mieux m'en passer tout à fait ; puis, n'étant pas parfaitement convaincu de la nécessité d'un tel édifice, je me demande si nous avons bien qualité et compétence pour en tracer le plan dans tous ses détails, de façon à ne plus rien laisser à faire pour l'architecte. Je me garderai bien d'entreprendre une critique à fond du projet de M. Tarnier, d'abord parce que je trouve plus à louer qu'à blâmer dans son projet, puis je craindrais, par les nombreuses hérésies architecturales que je ne manquerais pas de commettre, d'apporter un argument trop décisif en faveur de la thèse que je soutiens, de notre incompétence en ces matières. Que le savant chirurgien me permette cependant de lui présenter quelques objections de détail qui me paraissent avoir une certaine valeur.

En premier lieu, je suis frappé de la différence radicale qui existe entre ce projet et celui qui avait été tout d'abord conçu par l'auteur, et que, depuis plusieurs années, nous avions été habitués à regarder comme le dernier terme du progrès en fait de construction de maisons d'accouchements. Dans ce projet primitif, M. Tarnier associait l'une à l'autre une accouchée et une femme enceinte, espérant, — ce qui, dans la pratique, lui aurait souvent manqué, — que la seconde donnerait des soins intelligents et dévoués à la première. Aujourd'hui, il a renoncé à ce petit phalanstère, et il reconnaît ainsi qu'on n'a peut-être pas eu tout à fait tort de ne pas trop se hâter d'exécuter le premier plan qu'il avait présenté. Il ne serait pas, à la rigueur, complétement impossible que, dans quelques années, on en pût dire autant du second, si on laissait à l'auteur le temps de le perfectionner encore ; et c'est pour cela que je lui demande la permission d'attirer son attention sur certains points. Dans le plan actuel, qui ne comprend qu'un rez-de-chaussée, je ne vois pas de place pour les femmes enceintes avant leur accouchement ; c'est une lacune à combler. Puis, je m'imagine que la dépense nécessitée par une telle construction pourra bien être hors de proportion avec les services qu'elle rendra effectivement. Or, il est essentiel, avant tout, en bonne administration, de savoir proportionner les dépenses avec l'importance des services rendus. Eh bien, les chambres situées au rez-de-chaussée seront humides si on ne les place pas au-dessus de caves voûtées, et vous comprenez de suite dans quelle mesure excessive la construction de ces caves augmenterait les dépenses de l'ensemble de l'édifice, bâti sur simple rez-de-chaussée, en forme de chartreuse. Puis ces chambres, avec toutes leurs ouvertures donnant directement à l'extérieur, seront nécessairement très-froides et nécessiteront une grande consommation de combustible en hiver.

Il n'est pas jusqu'à l'orientation qui n'ait ses inconvénients. Je n'ai que du bien à dire de l'exposition de l'est, mais il n'en est pas de même de celle de l'ouest, au moins dans nos climats. On sait que le vent d'ouest, étant surtout pour nous le vent de la pluie, l'humidité s'infiltre à travers les murs placés dans cette direction, et l'eau de la pluie pénètre avec la plus grande facilité à travers tous les interstices des portes et fenêtres ouvertes à travers ces murs. M. Tarnier conseillera, sans doute, d'ouvrir, préférablement, à l'est les fenêtres des chambres destinées aux accouchées et de placer à l'ouest les portes abritées par la marquise ; mais, s'il procède ainsi, n'en résultera-t-il pas cet autre inconvénient que la pluie, poussée par le vent d'ouest, fouettant sous la marquise, les gens de service seront fort incomplétement abrités quand ils se rendront d'une chambre dans l'autre, ce qui ne contribuera certainement pas à réchauffer leur zèle ?

Dans un autre ordre d'idées, M. Tarnier pousse la précision des détails jusqu'à indiquer en quels matériaux devront être faits le parquet et les murs. Pour le premier, il ne veut ni plancher, ni carrelage, par crainte des joints qui peuvent devenir le réceptacle de miasmes infectieux ; mais, en même temps, il conseille pour le parquet le bitume, qui a, si je ne me trompe, l'inconvénient de se fendiller et de se gondoler de façon à former des interstices ou des différences de niveau dans lesquels les liquides s'accumuleront et se dessécheront plus facilement encore que dans les rainures d'un parquet ; et, passant aux murs, il demande qu'ils soient revêtus de plaques de faïence nécessairement réunies entre elles par ces rainures déjà proscrites pour le parquet. J'aurais cru que le stuc, beaucoup moins coûteux, tout aussi lisse, tout aussi poli, ne présentant pas les moindres interstices, et au moins aussi facile à laver à grande eau, ne le cédait en rien à la faïence et devait, en tout cas, être préféré au simple crépissage, qui nécessite un lavage complet à la chaux, après le départ de chaque accouchée.

Je n'insiste pas davantage sur ces détails, et je me borne à dire que, d'une part, la question de la mortalité des femmes en couches n'étant pas, tant s'en faut, une simple question d'architecture, ce n'est pas en traçant le plan d'une Maternité modèle qu'on peut espérer la résoudre ; que, d'autre part, si ce plan était la chose essentielle, ce ne serait pas à nous de le tracer, mais bien aux architectes, à qui nous devrions nous borner à donner les indications principales, en leur laissant le soin de les réaliser pratiquement. A cette condition seulement, nous pourrons nous réserver le droit absolu d'approuver ou de blâmer après l'exécution, droit auquel nous devrions forcément renoncer si, sortant de notre rôle, nous avions préconisé un plan qui, une fois exécuté, ne remplirait pas les conditions voulues aussi bien que nous aurions pu nous croire autorisés à l'espérer.

C'est pourquoi je serais d'avis, Messieurs, que la Société se dispensât de donner officiellement son approbation à un plan quelconque et, que, loin de préconiser une Maternité, si perfectionnée lui parût-elle, elle demandât sans hésiter la suppression non-seulement de toutes les maternités, mais même des services spéciaux d'accouchements, lesquels sont de petites maternités souvent plus insalubres que les grandes.

La commission est aussi de mon avis sur ce point, comme sur beaucoup d'autres, mais elle hésite par suite d'un scrupule dont je ne puis me dispenser de dire un mot. Il s'agit de l'enseignement, et surtout de l'enseignement en ce qui concerne les élèves sages-femmes, qui pourrait être complétement compromis par la suppression radicale des maternités. Cet argument a une grande valeur, et moins que personne je chercherai à l'amoindrir, car je ne suis pas de ceux qui font fi des exigences de l'enseignement. Bien au contraire, je regarde ces exigences comme respectables entre toutes, et sans m'arrêter aux inepties débitées par les faux philanthropes, dont le plus grand bonheur serait de refuser aux médecins les moyens de s'instruire, afin sans doute de se donner la douce satisfaction de les trouver ignorants, je soutiens que l'humanité, si sottement mise en cause dans ces questions par de bonnes âmes trop compatissantes, a tout à gagner à ce que les moyens d'instruction pratique soient le plus largement possible mis à la disposition de ceux qui apprennent l'art de guérir. En effet, l'humanité tout entière a un intérêt immense à voir s'accroître la somme de savoir et d'expérience pratique acquise par ceux dont la mission est de soulager ses souffrances, et dût-il même — contrairement à ce qui est — en résulter un certain préjudice pour quelques individus, il faudrait encore encourager et faciliter par tous les moyens l'instruction qui leur est donnée, puisqu'en définitive cette instruction doit profiter à la masse.

Il est bien certain que, si l'on supprime les Maternités, les Ecoles d'accouchements qui sont annexées à quelques-unes d'entre elles seront supprimées par le fait; il n'y a pas la moindre illusion à se faire à cet égard; mais, est-ce à dire que l'enseignement de l'art obstétrical sera supprimé, ou même amoindri pour cela? En aucune façon. D'abord vous aurez, disséminés dans les hôpitaux, un nombre d'accouchements très-suffisant pour l'instruction des étudiants en médecine. Quant aux élèves sages-femmes, il serait tout aussi facile à leurs familles, ou aux départements qui les envoient à Paris, de les mettre en pension chez les sages-femmes accréditées par l'Administration, que dans une Ecole comme celle qui existe actuellement. Il y aurait même cet avantage, qu'étant placées par groupes de deux, trois ou quatre seulement dans la même maison, elles y vivraient tout à fait de la vie de famille et échapperaient en partie à la funeste influence qu'exercent les uns sur les autres les adolescents qui vivent réunis dans un pensionnat. Rien n'empêcherait d'avoir, en outre, une École dans laquelle des cours seraient faits par des professeurs spéciaux, avec cette seule différence, par rapport à l'état de choses actuel, que ces cours, suivis aujourd'hui par des élèves internes, le seraient désormais par des élèves externes. Est-il besoin d'ajouter qu'à des cours ainsi faits, avec un caractère officiel, il devrait être affecté une rémunération convenable?

Reste la question du concours de l'internat. Je ne crois pas qu'aucun d'entre nous veuille s'opposer à ce que des questions relatives aux accouchements puissent être posées aux candidats, mais je verrais de sérieux inconvénients à ce que ce vœu fût formulé sous forme de conclusion, tant je crains les abus de la réglementation. De tout temps les jurys ont été libres de poser de semblables questions, et il me semble même en avoir vu quelquefois mettre dans l'urne. Donc, puisque cela peut se faire quand nous le voulons, je ne vois pas quel avantage il y aurait à nous contraindre de le faire alors que nous pourrions ne pas le juger opportun. Et je serais désolé que la liberté des jurys de concours, déjà si chargée d'entraves, en reçût une nouvelle des mains mêmes de notre Société.

Je termine, Messieurs, cette discussion, dans laquelle je regrette d'avoir abusé si longtemps de la bienveillante attention que vous avez bien voulu me prêter, et j'ai l'honneur de vous proposer : 1º de modifier les conclusions de la commission en les faisant précéder d'une déclaration très-nette du désir, qui me paraît animer la Société tout entière, de voir supprimer complétement les maternités, grandes ou petites; déclaration qui remplacerait avantageusement les conclusions II et III de la commission et les rendrait inutiles; 2° de conserver les conclusions I et IV, en complétant la IVᵉ par une phrase indiquant la nécessité de confier à des médecins ou chirurgiens des hôpitaux la haute direction du traitement des malades accouchées chez les sages-femmes; 3° enfin d'écarter la conclusion VI relative aux concours de l'internat et aux leçons à faire par les chefs de service.

Si vous approuviez ces modifications, les conclusions pourraient être ainsi rédigées :

I. Supprimer les maternités et les services spéciaux d'accouchements dans les hôpitaux. (*Conclusion nouvelle.*)

II. Étendre, autant que possible, l'assistance à domicile, en fournissant aux femmes enceintes et accouchées des secours de toute nature (*Conclusion première de la commission.*)

III. Donner au système du placement des femmes en couches chez les sages-femmes toute l'extension dont il est susceptible. (*Conclusion quatrième de la commission, à laquelle il faudrait ajouter :*)

Confier la haute direction des accouchements pratiqués chez les sages-femmes à un médecin ou à un chirurgien, chef de service de l'hôpital le plus voisin, avec obligation imposée aux sages-femmes de le tenir journellement au courant de la santé de leurs pensionnaires, et de se conformer à ses prescriptions pour le traitement à leur faire suivre.

IV. Conserver dans chaque hôpital une salle de travail pour les cas urgents et pour les accouchements difficiles qui ne pourraient se faire chez les sages-femmes; disséminer, immédiatement après leur délivrance, les accouchées dans les services ordinaires de médecine. (*Conclusion nouvelle remplaçant les conclusions troisième et cinquième de la commission.*)

Paris. — Typographie Félix Malteste et Cᵉ, rue des Deux-Portes-Saint-Sauveur, 22.

www.ingramcontent.com/pod-product-compliance
Ingram Content Group UK Ltd.
Pitfield, Milton Keynes, MK11 3LW, UK
UKHW021048120726
13693UKWH00006B/2505